UNE VISITE A MARIENBERG.

EXAMEN PRATIQUE ET PHILOSOPHIQUE

DE

L'HYDROSUDOPATHIE

OU HYDROTHÉRAPIE,

Mémoire lu à la Société de médecine de Paris et imprimé par décision de la Société.

PAR

LE Dr ROBERT LATOUR,

Membre de la Société de médecine de Paris,
membre correspondant de l'Académie des sciences, arts et belles-lettres de Dijon, de la Société
académique des sciences physiques et médicales de Seine-et-Marne, etc.

PARIS,

CHEZ LABÉ, LIBRAIRE DE L'ÉCOLE DE MÉDECINE,

PLACE DE L'ÉCOLE DE MÉDECINE, [illegible].

1842.

UNE VISITE A MARIENBERG.

EXAMEN PRATIQUE ET PHILOSOPHIQUE

DE

L'HYDROSUDOPATHIE

OU HYDROTHÉRAPIE,

Mémoire lu à la Société de médecine de Paris et imprimé par décision de la Société,

PAR

LE Dr ROBERT LATOUR,

Membre de la Société de médecine de Paris,
membre correspondant de l'Académie des sciences, arts et belles-lettres de Dijon, de la Société académique des sciences physiques et médicales de Seine-et-Marne, etc.

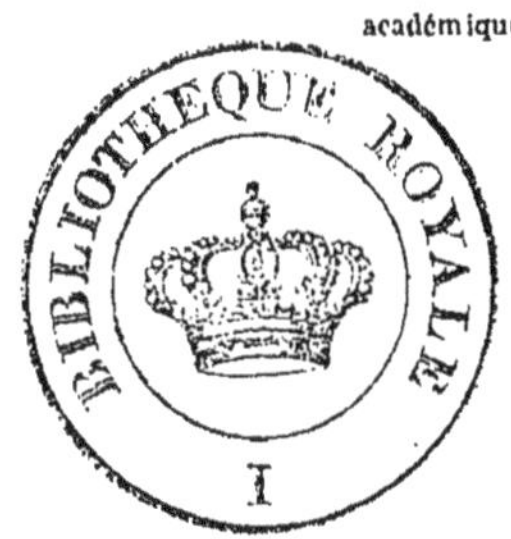

PARIS,

CHEZ LABÉ, LIBRAIRE DE L'ÉCOLE DE MEDECINE,

PLACE DE L'ÉCOLE DE MÉDECINE, 3.

1842.

Paris.—Typographie de Firmin Didot frères, rue Jacob, 56.

UNE VISITE A MARIENBERG.

EXAMEN PRATIQUE ET PHILOSOPHIQUE

DE

L'HYDROSUDOPATHIE

OU HYDROTHÉRAPIE.

En 1829, un paysan de la Silésie est conduit par des circonstances particulières à l'emploi de l'eau froide contre certaines maladies; puis, étendant progressivement le cercle de sa médication, il développe la chaleur animale par l'exercice, il l'accroît, la maintient et la concentre en isolant le corps de la température extérieure; et tantôt ajoutant ainsi du calorique à l'organisme, tantôt le soustrayant, il multiplie l'emploi de cet agent, il en varie les degrés, les combine, les fait succéder les uns aux autres, et fonde ainsi une méthode de traitement à laquelle lui ou d'autres donnent le nom d'*hydrosudopathie*, ou *hydrothérapie*. Bientôt se propage le bruit des guérisons obtenues par ce paysan, nommé Priessnitz, et le sol de l'Allemagne voit s'élever, en peu d'années, quarante établissements où de nombreux malades, atteints d'affections diverses, vont demander le bienfait de la santé, bienfait que tous, il faut l'avouer, ne réclament pas en vain. Un tel succès pourtant ne suffisait pas à l'hydrothérapie : enhardie par ses progrès, confiante en sa fortune, elle voulut franchir les limites de la Germanie, et se naturaliser en France; ambitionnant ainsi une approbation à laquelle le rang de notre pays dans le mouvement scientifique d'Europe eût donné tous les caractères d'une consécration. Mais l'hydrothérapie avait le malheur d'avoir pris naissance sur la terre natale du magnétisme et de l'homœopathie : on crut reconnaître en elle un membre de la même famille; et, sans autre examen, on répondit à ses avances par une condamnation qui même n'était pas sans mépris. Un tel jugement, une telle fin de non-recevoir, était, en apparence au moins, justifiée encore par l'espèce de flétrissure dont la méthode s'était trouvée entachée à son origine; méthode qui, ayant pour auteur un homme complétement étranger aux connaissances médicales, ne pouvait qu'inspirer de profondes défiances, et subissait ainsi les préventions qui poursuivent toujours une naissance illégitime. Ajoutez à cela que, dans l'exagération de sa propre valeur, l'hydrothérapie se présentait avec l'énorme prétention d'effacer en quelque sorte la science médicale; elle se présentait avec cette assurance orgueilleuse, parure assez ordinaire de l'ignorance, et qui trop souvent pour le succès tint lieu de savoir. Certes, ç'en était assez pour encourir l'improbation d'un pays qui déjà pouvait se plaindre de quelques rêveries dont cette même Allemagne lui avait fait le fâcheux présent, cette Allemagne toujours la patrie du merveilleux. Toutefois, ce n'étaient plus ces mystérieuses jongleries du magnétisme; ce n'étaient plus, passez-moi l'expression, ces nihilités homœopathiques; non : la médication ici était patente, réelle, appréciable pour tous; elle était active, énergique, violente même; il était impossible, enfin, d'en méconnaître l'influence plus ou moins prononcée sur l'organisme, et variable suivant les procédés mis en usage. Assez de faits, aujourd'hui, témoignent de la puissance de l'hydrothérapie, pour lui donner droit à une place dans la science; mais, en faisant ainsi preuve d'indépendance, en accueillant cette méthode de traitement, gardons-nous de ce fanatisme aveugle qu'inspire trop souvent la nouveauté; et n'oublions pas que cet enthousiasme qu'on pardonne aisément au paysan de Græffemberg ne saurait trouver d'excuse chez le médecin qui, abdiquant toutes ses connaissances, s'asservirait à la pratique exclusive de Priessnitz. Discutés avec bonne foi, les faits qui se rattachent à l'hydrothérapie peuvent fournir à la science de nouvelles lumières, et au praticien de précieuses ressources, alors qu'ayant épuisé toutes les richesses de la thérapeutique, il est obligé d'avouer son impuissance. C'est, en effet, contre les maladies chroniques de plus d'un genre, maladies si opiniâtres, si rebelles, que se montre, avec tous ses avantages, la méthode hydrothérapique; et quel médecin ne s'applaudira pas, dans ces circonstances difficiles et souvent désespérées, après avoir constaté l'insuffisance des moyens ordinaires, de pouvoir encore, faisant face à l'ennemi, trouver des armes pour le combattre et le subjuguer?

Je ne vous décrirai par les diverses pratiques en usage dans les établissements d'hydrothérapie: mentionnées dans une multitude d'ouvrages, ces pratiques vous sont connues. Mais un point sur lequel je dois appeler votre attention, c'est que les procédés hydrothérapiques ne constituent pas une seule et même médication : variés à l'infini, ces procédés marquent leur action sur l'économie d'une manière diverse, et sont dignes ainsi d'une étude sérieuse et approfondie. Que l'application de l'eau froide soit locale ou générale; qu'elle soit de courte ou de longue durée; qu'elle succède à un développement de chaleur plus ou moins considérable; que cette application se fasse sous forme de douche, et par un jet plus ou moins volumineux, plus ou moins rapide, dans toutes ces circonstances il y a tantôt différence essentielle dans la médication, tantôt et toujours au moins modifications assez notables pour faire varier les résultats. Ce n'est pas à dire pour cela que les hydrothérapeutistes soient parfaitement fixés sur le mode d'action de chacun de leurs procédés : non; on les voit même parfois passer de l'un à l'autre, et les essayant tous successivement, épuiser le cercle entier de leur thérapeutique. Toutefois, les faits nombreux qui se sont produits leur ont permis d'établir, non des principes scientifiques, encore moins une doctrine, mais seulement quelques règles pratiques rendues plus ou moins sûres par l'habitude et l'expérience de celui qui les applique. Ainsi, contre les affections des centres nerveux, point de sueurs préliminaires, au moins le plus souvent : l'eau froide tant à l'intérieur qu'à l'extérieur, voilà toute la médication. Une telle pratique, assurément, n'est pas nouvelle : de tout temps les bains froids, les douches froides ont été dirigés contre l'aliénation mentale, contre d'autres affections du cerveau ou de la moelle, enfin contre diverses névroses, telles que l'hystérie, l'hypocondrie, l'épilepsie, etc., etc. Mais jamais, peut-être, cette médication ne fut employée avec autant de persévérance que dans les établissements d'hydrothérapie; et si, dans ces dernières conditions, de meilleurs résultats en ont signalé l'emploi, il faut bien en faire honneur à cette persévérance même, d'autant plus opiniâtre que la méthode prononce l'exclusion de la matière médicale, et n'appelle à son aide que l'exercice, le bienfait d'un air parfaitement pur, et enfin la salutaire influence d'un régime qui, vous le savez, est convenablement nutritif et jamais excitant.

Si le calorique est un puissant stimulant du système nerveux, on doit ici se rendre compte de l'action de l'eau froide appliquée fréquemment à la surface du corps, comme ingérée en grande abondance dans la capacité de l'estomac. Cet agent, par la soustration du calorique, aura pour objet de porter le calme dans l'appareil sensitif, et en réprimant l'excès de son impressionnabilité, de le rendre à l'accomplissement normal de ses fonctions. J'ai vu à Marienberg, dans le vaste établissement que dirige avec une profonde intelligence le Dr Schmitz, j'ai vu un sujet de quarante ans, frappé d'épilepsie depuis plusieurs années, épilepsie dont les attaques se renouvelaient chaque mois, qui déjà, sous l'empire des bains froids, des douches froides sur la nuque, du régime en usage, de l'eau fraîche en boisson, et de l'exercice, avait eu le bonheur de traverser deux époques sans accès. Le bain froid entier fut chez ce malade employé fréquemment, mais plus fréquemment encore le bain de siége, qui fut mis en usage matin et soir. Ce dernier moyen est pour les hydrothérapeutistes un véritable objet de prédilection : ils le dirigent comme révulsif contre les affections de la tête, et ne lui accordent pas moins de confiance dans les maladies abdominales. Quel en est le mode d'action réel? Cet agent a vraiment une grande puissance contre les affections de certains organes, parmi lesquels je placerai en première ligne l'utérus. On voit assez fréquemment, par le bain de siége à 10 ou 12 degrés centigrades, mis en usage avec persévérance, on voit disparaître la leucorrhée, ainsi que les douleurs soit de l'utérus, soit de ses annexes. Les déplacements auxquels cet organe est sujet cèdent parfois aussi à l'emploi du même moyen; et j'ai dans ce moment sous les yeux une dame qui, après avoir été pendant plusieurs années en proie à un prolapsus de l'utérus, a régulièrement parcouru toutes les périodes d'une cinquième grossesse, terminée heureusement depuis quatre mois. Mais après l'accouchement l'organe gestateur restait flasque, dilaté, sans contraction, flottant dans la cavité abdominale, et ce n'est qu'après un mois entier qu'il s'est placé au niveau des pubis. Cependant tout le membre pelvien gauche était devenu le siége d'une souffrance assez vive, avec infiltration très-prononcée; et ces accidents, qui s'accompagnaient de la sensation incommode d'un poids sur le fondement, ainsi que d'une grande difficulté dans la marche; qui se compliquaient encore de douleurs lombaires et inguinales, d'un écoulement muqueux, sanguinolent, assez abondant pour produire la fatigue de l'estomac et l'amaigrissement; ces accidents, dis-je, ont tous cédé à l'emploi, chaque jour renouvelé, du bain de siége, d'une durée de 6 à 8 minutes, des injections vaginales et rectales, le tout à 10 degrés centigrades. C'est évidemment à l'action condensatrice du froid qu'il faut ici faire honneur d'un tel résultat; action toute physique, mais qui, en rendant aux tissus organiques leur première consistance, leur rend aussi l'aptitude au libre exercice de leurs fonctions. Mais la soustraction du calorique ne borne pas son action à la texture des viscères; cette soustraction diminue, comme je l'ai dit, l'impressionnabilité du système nerveux, et sous ce rapport encore elle rend d'importants services. A Marienberg, il est peu de gastralgies, peu d'entéralgies qui résistent aux bains de siége accompagnés de l'eau froide en boisson, du régime de la maison et de l'exercice. Il est vrai qu'on doit ici faire la part d'un séjour très-salubre; car on n'ignore pas que cette seule condition suffit au rétablissement des sujets affectés de pareilles maladies. Toutefois, ce traitement n'en est pas moins indiqué, et dans les grandes villes où tant de personnes ne sauraient trouver la possibilité de jouir du bienfait de la campagne, il offre au praticien une sérieuse ressource. Je viens d'en constater l'heureux effet chez une dame de 24 ans, qui, atteinte d'une gastralgie caractérisée par le défaut d'appétit, l'amaigrissement, une douleur sternale, une toux sèche et fréquente, un ennui profond, avait déjà vu l'an dernier disparaître tous ces accidents par un séjour de plusieurs mois à la campagne. Mais tous les symptômes se sont reproduits cette année; et la malade, soumise chaque matin au bain de siége, après lequel une promenade plus ou moins longue avait lieu, soumise encore à un régime doux et à l'eau fraîche pour toute boisson, la malade, dis-je, a été rendue à une santé parfaite.

Les phlegmasies chroniques des viscères pelviens et abdominaux sont combattues non moins avantageusement par le bain de siége froid : dans de telles conditions, il y a toujours un surcroît de chaleur qui dilate les liquides, distend les vaisseaux, et appelle ainsi une quantité trop considérable de sang. L'application du froid, en dépensant ce surcroît de calorique, rend la circulation à son état normal, et fait rentrer dans ses limites naturelles l'organe malade, qui reprend alors l'exercice régulier de ses fonctions.

Dans toutes ces maladies qui ont leur siége dans les cavités pelvienne et abdominale, on peut donc concevoir l'effet du bain de siége froid. Mais quelle en est l'action dans les maladies dont se trouvent frappés les organes éloignés? Quelle en est l'action dans les affections de la tête, par exemple, affections contre lesquelles les hydrothérapeutistes le mettent en usage? La vive rougeur qui accompagne l'immersion du siége dans l'eau froide, et la sensation de chaleur qu'on éprouve, une fois sorti du bain, leur ont fait attribuer à cet agent un pouvoir révulsif; et cette opinion, en présence de l'action révulsive dont on dote également l'application locale de l'eau chaude, cette opinion ne serait pas sans quelque étrangeté, si on ne la plaçait sous le patronage d'une réaction vitale fort en honneur dans toutes les écoles. Pour discuter une telle doctrine, pour en apprécier le mérite, il importe de bien fixer la valeur de l'expression; car ici, comme dans bien d'autres parties de la science, une déplorable confusion se réfléchit tour à tour et des mots dans les idées, et des idées dans les mots. Ainsi on désigne sous le titre de révulsion deux sortes de phénomènes, ou plutôt un phénomène, un acte, un fait réel, incontestable, et une hypothèse dont la base est plus ou moins problématique; et ce fait, et cette hypothèse sont placés sur le même rang, marchent dans la science d'égal à égal, sont identifiés l'un à l'autre, et considérés enfin comme une seule et même chose. Je comprends, et il serait impossible de méconnaître cette révulsion toute physique, ce fait de simple hydraulique qui consiste dans le transport mécanique d'un surcroît de sang vers telle ou telle région du corps; et je comprends de même qu'un organe devenu le siége d'une congestion inflammatoire ou autre, se trouvant ainsi affranchi d'une partie du sang dont il était pénétré, soit soulagé par cette médication. La ventouse Junod donne l'idée la plus exacte de ce phénomène qui, en lui-même, n'a rien de vital, mais dont les résultats sur les actes de la vie sont plus ou moins sensibles. Il s'en faut que l'hypothèse par laquelle on a créé un autre genre de révulsion soit aussi bien démontrée : on enseigne qu'en vertu des propriétés vitales, une inflammation, développée dans un point de l'organisme, détourne, en se l'appropriant, une inflammation survenue dans un autre point plus ou moins éloigné. La vitalité se présente ainsi comme une espèce de balance qui, ne pouvant agir à la fois dans tous les organes avec la même force de pondération, gravite dans un point alors qu'elle en fuit un autre. Ici tout est vital : ce n'est plus cette révulsion passive dérivant d'une force toute mécanique et extérieure; c'est une révulsion active relevant de la puissance de la vie. Les topiques irritants, propres à enflammer la peau, sont les agents ordinaires de cette révulsion réelle ou non; et, bien que dans l'acte morbide qu'ils développent il y ait injection sanguine, cette injection assurément est insuffisante, comme phénomène hydraulique, pour faire sentir mécaniquement son influence sur un organe malade. Si l'on veut accorder à l'inflammation un pouvoir révulsif, ce pouvoir, indépendant des lois générales, ne saurait s'exercer que par la médiation des facultés organiques dont ressortissent les phénomènes matériels appréciables à nos sens. En un mot, si elle est réelle, la révulsion ici ne peut être évidemment que *vitale*. C'est une révulsion du même genre qui, aux yeux des hydrothérapeutistes, doit résulter du bain de siége froid, puisque la rougeur que détermine ce moyen est attribuée à *une réaction vitale*. Leurs principes, ici, se trouvent en rapport avec les doctrines en faveur : *réaction*, *révulsion* sont des mots qui se retrouvent partout, pour l'explication des résultats cliniques; des mots qui ont envahi toute la thérapeutique. Il n'entre point dans mon sujet de discuter d'une manière générale les hypothèses que représentent ces mots; mais, dans la question particulière qui nous occupe, en dépouillant de tout prestige vital la rougeur déterminée par l'application extérieure de l'eau froide; en rendant ce phénomène à l'empire des lois physiques; en dénonçant tout ce qu'a d'illusoire cette réaction vitale de laquelle on fait tant d'éclat, je frapperai du même coup l'action révulsive qu'on y rattache. Certes il a fallu, pour maintenir de telles opinions, il a fallu s'armer d'une bien grande obstination à dégager l'organisme des lois générales. Simple effet du ralentissement de la circulation sanguine à la surface de la peau, la rougeur produite par l'impression de l'eau froide ne saurait être autre chose qu'un phénomène physique : ne sait-on pas, et les expériences de M. Poiseuille ne sont-elles pas là pour le démontrer, que le calorique favorise la progression des liquides dans les tubes capillaires ? Et quoi de surprenant que le sang, qui circule dans des tuyaux d'une ténuité pour ainsi dire fabuleuse, soit retardé dans sa marche, quand on en abaisse la température de plusieurs degrés? Et, pour achever de briser l'anneau par lequel on a prétendu enchaîner aux propriétés vitales ce phénomène physique, j'ajouterai qu'avec cette rougeur aucun des éléments de la vie ne se trouve en surcroît, pas plus la sensibilité que la chaleur; car, ne vous y trompez pas, cette sensation brûlante qu'éprouve une région du corps après avoir été soumise à l'impression de l'eau froide, cette sensation n'est qu'une erreur de la sensibilité, un phénomène de comparaison entre la température actuelle et la température précédente; mais le degré réel reste au-dessous du degré normal, au-dessous du degré des parties qui, n'ayant point éprouvé ces diverses transitions, ne ressentent nullement cette chaleur élevée. J'ai fait à cet égard des expériences qui ne laissent aucun doute, expériences mentionnées dans un travail encore inédit, et qu'il serait trop long de vous exposer ici.

Tombant avec la réaction imaginaire qui lui servait de base, la révulsion vitale fera-t-elle place à cette révulsion d'un autre genre, révulsion toute mécanique dont j'ai déjà parlé, phénomène hydraulique en faveur duquel on pourrait arguer de cette même rougeur, indice d'injection sanguine, qu'on prenait pour un phénomène vital? Mais remarquez bien que cette injection sanguine est réellement trop peu prononcée; que la progression du sang n'est retardée que dans les vaisseaux capillaires les plus déliés et les plus superficiels; que les veines ne sont nullement dilatées; les tissus nullement tuméfiés; et qu'enfin cette rougeur vive, intense, qu'on serait tenté d'attribuer tout entière à l'accumulation du sang; la condensation de ce fluide, condensation qui fait ressortir l'éclat de la matière colorante, y a peut-être autant de part. Non, il ne faut pas aller chercher si loin le mécanisme de l'action du bain de siége froid dans les affections du cerveau : ce moyen, ici, tire simplement ses avantages de la fraîcheur qu'il porte dans la masse du sang, et de l'impression plus favorable qui en résulte sur tout le système nerveux. Ce mécanisme si simple, en quelque sorte si vulgaire, manque-t-il d'évidence à vos yeux ? Consultez l'analogie : les faits dans les sciences s'éclairent mutuellement; et c'est en les rapprochant qu'on en pénètre le secret, saisit le principe et formule la loi. L'observation journalière a fait recommander, quand on oppose un pédiluve chaud à la céphalalgie, de ne donner à ce pédiluve qu'une durée de quelques minutes. Maintenu dans ces étroites limites, ce moyen est tout-puissant contre certaines céphalalgies; tandis qu'après avoir disparu, la douleur céphalique se reproduit plus violente, si on donne au pédiluve une trop longue durée. C'est que, dans les premières conditions, le calibre des vaisseaux est augmenté par la dilatation du sang sous l'empire de la chaleur, et les pieds deviennent ainsi le théâtre d'une congestion assez considérable pour exercer sur les autres régions du corps une action révulsive, action toute physique, complétement étrangère aux propriétés vitales. D'autres effets résultent du pédiluve chaud trop prolongé : à chaque contraction du cœur, une colonne sanguine parcourant les pieds y augmente de température, puis s'y trouve remplacée par une nouvelle colonne qui s'y charge également d'un surcroît de chaleur; et toutes ces colonnes successives finissent par introduire dans la masse en circulation un excès de calorique dont le cerveau reçoit une impression douloureuse à laquelle la dilatation du liquide vient encore ajouter la compression de cet organe contre la boîte inextensible qui le renferme. Cet effet est non-seulement analogue, mais encore complétement identique à celui du bain entier pris trop chaud : laissons le vulgaire imputer au transport du sang vers la tête la douleur dont cette région du corps se trouve alors frappée. Apportant plus de sévérité dans l'analyse du fait, le médecin non étranger aux lois générales n'accusera point une distribution inégale du sang ; mais, rattachant cette céphalalgie à un mécanisme simple et facile à saisir, en un mot, à sa véritable cause, il en rendra responsable et la chaleur exagérée dont le sang impressionne le cerveau, et la dilatation générale de ce fluide, dilatation supportable pour la plupart des organes, mais qui ne saurait avoir une égale innocuité envers ce même cerveau, alors comprimé dans son enveloppe osseuse. L'effet qui résulte du bain de siége froid est exactement contraire à celui qui dérive du pédiluve chaud trop prolongé, et plus sûrement encore du bain entier pris à une température trop élevée ; mais c'est par le même mécanisme que l'un et l'autre se produisent. Traversant successivement les régions plongées dans l'eau froide, les diverses colonnes sanguines vont, chacune à leur tour, porter dans la masse en circulation sa part de fraîcheur ; et le sang, dont la température se trouve ainsi baissée, impressionne le cerveau d'une manière moins défavorable. Et à ce résultat vient se joindre encore la diminution de volume du liquide circulant, phénomène physique en vertu duquel le cerveau se trouve affranchi de la compression qu'il pouvait subir et de la douleur qui en était la conséquence.

Quand je vois ainsi tous ces effets se produire simples, naturels, saisissables, je ne comprends plus rien à toutes ces lois problématiques auxquelles on les rattache. La science pouvait emprunter aux lois générales une solution facile et rigoureuse; elle a préféré, trahissant toute sa faiblesse par ses débiles hypothèses, s'enchaîner avec respect à je ne sais quelles propriétés vitales frappées elles-mêmes d'infirmité. Il semble, en vérité, que la médecine craigne de déroger en acceptant l'alliance des connaissances physiques; et, à la voir se placer ainsi à une hauteur mystérieuse, on dirait que, par une sorte de préjugé de naissance, elle met sa dignité à rappeler encore cette antique noblesse qu'elle dut à la prestigieuse obscurité de ses dogmes, alors qu'unie au sacerdoce, elle en parlait la langue énigmatique, comme elle en partageait le caractère sacré.

Jusqu'ici, Messieurs, je n'ai envisagé que les affections dont le siége est dans les solides, dont les phénomènes dérivent des facultés réparties aux divers tissus organiques; affections locales susceptibles de s'étendre, de se transmettre de viscère à viscère, mais qui toujours ont un point de départ circonscrit, un centre originaire duquel émanent des rayons pathologiques plus ou moins multipliés. Il est une autre classe de maladies tout aussi nombreuses que celles-là, qui tirent leur source de l'altération du sang, maladies dont on ne peut plus dessiner les limites, et dont l'existence se révèle par des phénomènes morbides épars çà et là dans l'économie; maladies frappant à la fois des organes éloignés les uns des autres, montrant souvent une mobilité en quelque sorte capricieuse, mais en changeant de théâtre ne changeant point de physionomie. Opposées ainsi par leur siége initial, par leurs causes, leur marche, par tous leurs caractères, enfin, les maladies de ces deux ordres ne sauraient admettre un traitement identique, et la science, à cet égard, doit établir une division dans la thérapeutique, comme elle en établit une dans la pathologie. Sans faire une telle distinction, Priessnitz, homme de sens, habile observateur, fut amené par l'expérience à modifier sa médication suivant les circonstances, et des essais nombreux lui tinrent lieu de physiologie pathologique. Mais on conçoit que, sans principes scientifiques, s'inspirant seulement de ses souvenirs, il doit marcher parfois incertain, et subir toutes les hésitations de l'empirisme.

Absolus et en quelque sorte superstitieux dans leur prosélytisme, les disciples de Priessnitz se sont, non pas tous, mais au moins la plupart, asservis à ses idées comme à sa pratique; ils ont, comme lui, frappé d'une vandalique proscription toutes les richesses de la science, et, pénétrés d'admiration pour l'ignorance du maître, ils ont docilement imité son empirisme comme ses procédés. Quoi qu'il en soit, l'expérience s'était chargée d'apprendre à Priessnitz que le rhumatisme, la goutte, les dartres, les scrofules et d'autres affections générales, ne sont pas atteintes par le simple emploi de l'eau froide, et il joignit à cette médication des sueurs abondantes. C'est ici surtout, c'est dans ce genre de maladies que l'hydrothérapie s'annonce avec bonheur : il est peu de rhumatismes qui ne cèdent à son action; et la goutte lui a fourni de nombreuses occasions de marquer sa puissance. Mon intention n'est point d'abuser de vos moments par le récit des faits dont j'ai pu être témoin; mais je ne saurais passer sous silence une observation remarquable qui a pour sujet un savant médecin de Londres, le docteur Mayo, physiologiste distingué, à qui la science doit des travaux intéressants. Frappé de la goutte depuis quatre années, le docteur Mayo avait vu ses articulations augmenter progressivement de volume sous l'empire des douleurs dont elles étaient le siége. L'aptitude à la marche, diminuant chaque jour, était enfin complétement perdue, et, ne quittant plus son fauteuil, le malade était réduit à se faire transporter par un domestique. Déjà depuis longtemps les fonctions de l'estomac étaient languissantes, l'appétit perdu, et, en arrivant à Marienberg, le sujet était d'une maigreur squelettique. Il suivit le traitement avec tout le courage qu'inspire à un malade fatigué de souffrir l'espoir d'une guérison. Chaque matin, emmaillotté dans des couvertures de laine pendant trois ou quatre heures, il subissait une transpiration abondante qui se terminait par l'immersion dans un bassin dont l'eau était à 12° centigrades. Là, frictionné pendant quelques minutes, il était ensuite remis dans son lit pour rappeler la chaleur. Sous l'empire de cette médication, de nombreux furoncles se développèrent sur toute la surface du corps, accompagnés d'un peu de fièvre; phénomènes critiques qui ne parurent point assez violents pour exiger la suspension du traitement; et lorsque je vis le docteur Mayo, bien que son séjour à Marienberg ne datât que de deux mois, il avait déjà repris de l'embonpoint sous l'influence d'un excellent appétit et d'heureuses digestions; les articulations étaient presque revenues à l'état normal, et enfin non-seulement je le vis marcher sans secours étranger et sans exprimer de souffrance, mais encore je le vis dans son bain se frictionner seul, s'agiter avec assez de force, et montrer ainsi une liberté dans les mouvements dont il avait en quelque sorte, avant son arrivée, perdu le souvenir. Il n'était point encore guéri, mais il s'était opéré chez lui un tel changement, qu'il comptait sur un rétablissement complet.

Les maladies syphilitiques anciennes le disputent aux affections rhumatismales et goutteuses pour constater les avantages de la médication hydrothérapique; et le bienfait en est d'autant plus saillant ici que les malades n'entreprennent ce mode de traitement qu'après avoir déjà essayé l'insuffisance de nombreux agents spécifiques ou autres, après avoir épuisé toutes les ressources de la matière médicale. Il est vraiment curieux de voir ces sujets pâles et débiles, la peau couverte d'ulcères et de pustules, le corps amaigri, et en proie à une langueur mortelle, de les voir, dis-je, rendus en quelques mois à la santé par une telle pratique. Les bons effets, néanmoins, n'en sont pas toujours aussi marqués ni aussi prompts, et le Dr Schmitz voit dans l'usage antérieur de l'iode une cause sérieuse de résistance. Il eut la bonté de soumettre à mon examen un malade qui se trouvait dans de telles conditions. Arrivé à Marienberg après avoir subi durant plusieurs années des traitements variés, parmi lesquels figura un an entier l'emploi de l'iode, ce malade avait la tête couverte d'ulcères et le corps revêtu comme d'un manteau de pustules dont quelques-unes, en s'ouvrant, avaient fini par former encore des ulcères larges et profonds. C'est après quatre mois du traitement hydrothérapique, sévèrement suivi, que j'ai pu l'observer, et tout en reconnaissant de nombreuses cicatrices, stigmates assez expressifs de l'état antérieur, je pus constater encore la présence d'un assez grand nombre de pustules cuivrées, et aussi de quelques ulcères sanieux et d'un mauvais aspect. Sans doute ce sujet est en voie de guérison; mais, à en juger par les avantages acquis depuis le commencement du traitement, il lui faudra peut-être encore un an pour obtenir un rétablissement complet; tandis que chez la plupart des individus, quelque fatigués qu'ils soient et par l'affection et par les médicaments mercuriels, il suffit d'une durée beaucoup moindre pour les affranchir du mal qui les consume. Parlerai-je des affections cutanées, de ces dartres aux mille formes, si communes dans tous les rangs de la société, qui poursuivent et le riche et le pauvre, et le citadin et le campagnard; qui se reproduisent sous les nuances les plus variées, et qui enfin, montrant une déplorable ténacité, s'attachent aux familles dont elles flétrissent et désespèrent les générations? Rebelles à tous les autres moyens connus, plusieurs de ces maladies ont enfin été vaincues par l'hydrothérapie, et dans cette partie de la pathologie encore, l'empire de l'incurabilité a vu resserrer son domaine. Appliquée dans l'hôpital Saint-Louis par deux de vos membres, MM. Gibert et Devergie, cette méthode de traitement a obtenu les mêmes succès que j'ai pu observer en Allemagne; et la connaissance que vous avez de ces résultats me dispense de m' arrêter plus longtemps.

Dans toutes ces maladies caractérisées, celles-ci par une infection virulente du sang, celles-là par une altération du même fluide, conséquence soit d'une alimentation trop copieuse et trop substantielle sans exercice, soit d'une nourriture insuffisante, d'un air insalubre, ou de toute autre cause, on conçoit les heureux effets d'une large dépuration par la voie de la sueur. Mais quelle est l'action de l'immersion dans l'eau froide pendant cette sueur? quels en sont les avantages? quel en est le degré d'utilité? Sans doute que la condensation qui en résulte dans tous les organes, en augmentant leur consistance, en accroît l'énergie et en développe l'aptitude aux fonctions qui leur sont confiées. Il semble, en quelque sorte, que ce passage subit d'une température de 40 degrés à 10 ou 12 ajoute à la rigidité des tissus, comme la trempe ajoute à la dureté des métaux. Ce qu'il y a de certain, c'est que les sujets soumis à un tel traitement acquièrent, la plupart, de l'appétit, de la force, et une régularité parfaite dans toutes leurs fonctions. Il y a des malades à Marienberg contre l'affection desquels la médication est restée impuissante, mais qui n'en ont pas moins obtenu, d'ailleurs, une amélioration notable dans leur état général. Je citerai une jeune femme affligée d'une paralysie incomplète des membres pelviens, indice probable d'une lésion de la moelle épinière, qui, sans avoir, sous ce rapport, gagné le moindre changement, était revenue pour la troisième année se livrer au traitement hydrothérapique, traitement qui chaque fois lui avait rendu de l'embonpoint, de la fraîcheur et un certain degré de force. Sous l'empire de ce refroidissement subit, de cette condensation des tissus organiques, les sujets éprouvent un bien-être qui efface l'action débilitante d'une copieuse sueur, et qui d'ailleurs s'accompagne d'un appétit et d'une facilité dans les digestions tout à fait propres à réparer les pertes de chaque jour. Joignez à cela qu'habitués à traverser les divers degrés de température, ces sujets s'endurcissent contre le froid et ne tardent pas à s'affranchir sans danger des vêtements de laine dont ils se couvrent la peau, vêtements rigoureusement proscrits à Græffemberg et dans la plupart des autres établissements hydrothérapiques.

En présence de ces catarrhes pulmonaires, de ces pneumonies, de ces pleurésies, de ces péritonites, et de bien d'autres affections encore, qui si fréquemment surgissent à l'occasion du froid, par quel privilége les malades peuvent-ils ainsi passer subitement, et sans danger, d'une température élevée à l'immersion dans l'eau froide? On en a fait honneur au repos des fonctions pendant la transpiration, au calme de la respiration et de la circulation; mais cette raison ne saurait avoir la moindre valeur, puisqu'à Græffemberg même les malades ont un long trajet à parcourir jusqu'à la douche, qu'ils reçoivent ainsi après un violent exercice, et non moins gratifiés de la même immunité. Que, si l'on conservait le moindre doute sur le peu d'importance qu'on doit attacher à ce repos des fonctions pendant la transpiration, j'en appellerais à la pratique en usage dans certaines usines; celles où se produit l'amidon, celles où se fabriquent les sels de soude: là on voit les ouvriers, après le travail le plus fatigant, sortir d'une température de 70 degrés, ruisselants de sueur, pratiquer des lotions froides sur toute la surface du corps. La véritable raison de cette innocuité de l'eau froide c'est que, dans ces transitions subites de température, les malades n'attendent pas le refroidissement. Ne dépensant que l'excès de calorique qui les fatigue, ils sont plutôt rafraîchis que refroidis; et il leur est sévèrement recommandé de sortir de l'eau avant d'éprouver une sensation pénible; de s'habiller rapidement, et de rappeler et entretenir la chaleur par un prompt exercice. Que, si le malade est incapable, par son infirmité, d'obéir à ce précepte, on le remet quelque temps dans ses couvertures pour atteindre le même but. Telles ne sont pas les conditions sous l'influence desquelles se développent les maladies que j'ai signalées: c'est l'action prolongée du froid qui, en réprimant les diverses exhalations, en est le véritable mobile; et le danger est nul lorsque cet agent ne fait en quelque sorte qu'effleurer le sujet. Aussi évite-t-on tout fâcheux effet, arrête-t-on, au début, des affections qui tendraient à se développer plus ou moins graves, alors que, par le mouvement ou des boissons très-chaudes, on rappelle la transpiration, et avec elle l'accomplissement normal des autres fonctions.

On n'a que peu d'occasions, dans les établissements hydrothérapiques, de combattre les affections aiguës; quelques rares exemples se montrent chez des sujets qui, par l'effet du traitement dirigé avec une grande activité, sont enfin envahis par des éruptions plus ou moins étendues et accompagnées de fièvre. Peu développés, ces accidents sont abandonnés à eux-mêmes et n'interrompent point la médication. Sont-ils, au contraire, portés à un haut degré, Priessnitz, et comme lui ses adhérents, les combattent par un drap mouillé, bien exprimé, duquel ils enveloppent le fébricitant, qu'ils recouvrent encore d'une couverture de laine. Changé toutes les douze ou quinze minutes, lorsque la chaleur est rétablie, ce drap mouillé soustrait chaque fois à l'économie une certaine quantité de calorique, et d'ordinaire abat assez promptement la fièvre. Il est vraiment remarquable de voir un homme sans études médicales arriver, par sa seule pénétration, à une thérapeutiqne aussi rationnelle. Priessnitz a remarqué dans l'état fébrile un grand développement de chaleur; il a vu avec raison dans ce symptôme le phénomène principal, essentiel de la maladie, et, puisant ses inspirations dans une logique toute naturelle, il a opposé le froid à la chaleur, apportant dans ses procédés pratiques les modifications que lui dicta l'expérience. Toutefois, il ne s'agit ici que d'un état fébrile simple, sans complication, sans lésion des viscères importants, et dont le terme d'ailleurs eût toujours été marqué par l'éloignement des conditions sous l'empire desquelles il avait surgi. Mais l'hydrothérapie porte plus loin son ambition : elle veut encore étendre sa puissance sur la plupart des maladies inflammatoires et fébriles, et tombe ainsi dans une exagération dont le médecin judicieux doit se garantir. Certes sa part est large dans beaucoup d'affections chroniques; peut-être même dans des périodes, dans des circonstances données de quelques maladies aiguës, certains de ses procédés trouveront-ils une application utile, mais, quelle qu'en soit la valeur et quel que soit l'éclat avec lequel on a signalé le succès obtenu contre des pneumonies et des pleurésies, l'hydrothérapie, aux prises avec les maladies aiguës, est à mes yeux, la plupart du temps au moins, une fâcheuse usurpation. Le praticien tient dans sa main des agents d'une bien autre puissance, et que les hydrothérapeutistes ne déposséderont jamais d'une incontestable supériorité. Comment remplacer la saignée dans une multitude de maladies aiguës, la saignée qui, diminuant tout à coup la masse du sang, soulage le poumon dans ses fonctions, calme la violence des contractions du cœur, et réfléchit ainsi son action sur toute l'étendue de l'appareil circulatoire? Et ces saignées capillaires qui, par l'éréthisme, cette sorte d'érection vitale dont elles s'accompagnent, imitent si bien les hémorragies spontanées dont l'utilité ne saurait être illusoire? Et tous ces médicaments, l'opium, le quinquina, les antimoniaux, les balsamiques et bien d'autres, dont l'action mystérieuse, tout en échappant à la théorie, est pourtant soumise à des règles que le praticien sait mettre à profit?.... Mais je m'arrête : des justifications superflues seraient une injure à notre art.

Messieurs, l'action du calorique sur l'homme sain ou malade est une belle et grande question qui se déploie, s'étend et se féconde à mesure qu'on en poursuit l'examen; question qui touche à la physiologie comme à la pathologie, à l'hygiène comme à la thérapeutique, et qui enfin intéresse la pratique non moins que la philosophie médicale. C'est en me livrant à l'étude des divers problèmes qui s'y rattachent que j'ai rencontré sous ma plume l'hydrothérapie. Déjà depuis longtemps mon opinion était fixée sur la valeur de cette méthode de traitement, et plus d'un malade m'avait fourni l'occasion de l'appliquer avec bonheur. J'ai compris néanmoins que, dans une question de cette importance, les observations ne sauraient être trop multipliées; et en me rendant sur un vaste théâtre d'expérimentation, je n'ai fait qu'ajouter à la force de mes convictions. Appuyées sur des faits irrécusables, ces convictions ne pouvaient être ébranlées par la défaveur qui, dans notre pays, a jusqu'à ce jour pesé sur l'hydrothérapie; et j'espère que vous me rendrez cette justice qu'en les exposant, je me suis également défendu contre les exagérations de l'enthousiasme. Attachant la consécration philosophique à l'autorité des faits, j'ai cherché à élever mon sujet à la dignité scientifique, me tenant ainsi à l'écart de ces écrits vulgaires où l'on ne trouve qu'empirique glorification de la méthode, énumération aride et souvent exaltée de ses bienfaits. Déjà quelques médecins ont tenté de pénétrer le mode d'action des procédés hydrothérapiques; mais ce n'est qu'avec timidité, ce n'est qu'avec une sorte de respect qu'ils ont touché, sans l'écarter, au voile qui en couvre le mystère; et faisant d'ailleurs son entière soumission aux doctrines du jour, l'hydrothérapie, sous leur plume, s'est présentée, pour ainsi dire, en suppliante, flattant les préjugés de la science pour s'en faire ouvrir le sanctuaire. De tels errements ne pouvaient me convenir: abordant la question avec indépendance, j'avais, dans une double lutte, à dénoncer les chimères de l'école aussi bien que l'aveuglement de l'empirisme.

Loin de moi la prétention d'avoir traité le sujet d'une manière complète : votre bienveillance me faisait une loi de me renfermer dans les bornes d'une simple lecture ; et j'ai dû me contenter, en vous livrant mes recherches et mes réflexions sur l'hydrothérapie, d'appeler votre attention sur une question tout actuelle, et dont les médecins français ne sauraient ajourner plus longtemps le sérieux examen. Que si, par cette communication, je n'apporte qu'une part bien faible de lumières, vous me tiendrez compte de la difficulté du sujet ; et dans les besoins toujours renaissants de la science, vous accueillerez ce travail comme dans les besoins publics on accueille l'offrande du pauvre, le denier de la veuve.

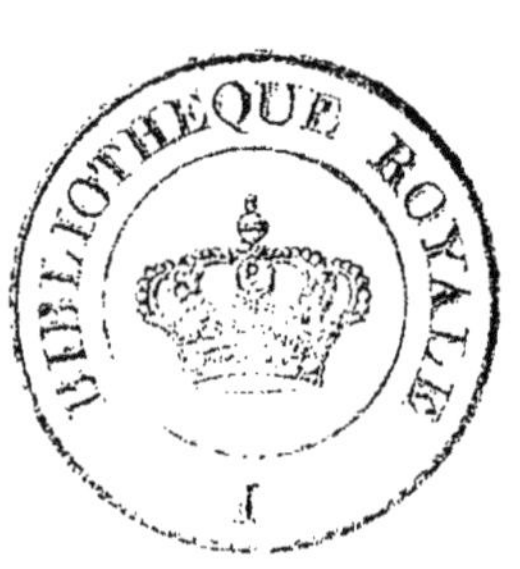

www.ingramcontent.com/pod-product-compliance
Ingram Content Group UK Ltd.
Pitfield, Milton Keynes, MK11 3LW, UK
UKHW020950220726
13924UKWH00002B/602

9 782019 282653